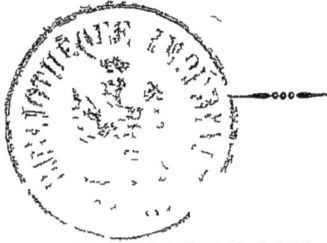

PATHOLOGIE INTERNE.

MÉMOIRE

SUR QUELQUES POINTS

DES

PRODUITS ANORMAUX,

Connus sous le nom de végétations,

QUI SE DÉVELOPPENT SUR LES VALVULES ET SUR LES PAROIS
DES CAVITÉS DU CŒUR ;

Par M. le docteur JULIA,

DE CAZERES,

Médecin de l'hôpital militaire de Lyon.

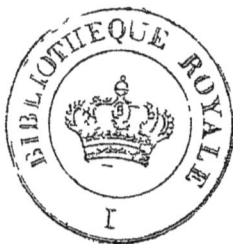

LYON.

IMPRIMERIE DE MARLE AÎNÉ,

RUE ST-DOMINIQUE, 13.

1846.

PATHOLOGIE INTERNE.

MÉMOIRE

SUR QUELQUES POINTS DES PRODUITS ANORMAUX,

CONNUS SOUS LE NOM DE VÉGÉTATIONS,

QUI SE DÉVELOPPENT SUR LES VALVULES ET SUR LES PAROIS DES CAVITÉS DU COEUR.

Les productions charnues et globulaires qui se développent sur les valvules et sur les parois des cavités du
cœur ont été divisées, par la plupart des auteurs qui
se sont occupés d'anatomie pathologique, en celles dont
la consistance est telle, qu'on ne peut les diviser et les
enlever des parties sur lesquelles elles sont comme implantées, qu'avec le secours d'un instrument tranchant,
et en celles qui se présentent sous la forme de vésicules
à très-petit diamètre, et qui se laissent facilement écraser
en les pressant légèrement avec le manche d'un scalpel,
par exemple : l'analogie qu'ont les premières avec les excroissances porracées qui viennent le plus ordinairement
sur les mains et qu'on nomme *verrues*, les a fait appeler
verruqueuses, et on désigne les autres par la dénomination de vésiculaires ou albumineuses (Bertin et Bouil-

lard), parce qu'elles sont constituées par une sorte de globule qui est « tantôt du sang liquide ou caillé, tantôt une matière semblable à la lie du vin, et le plus souvent une matière burulente qui, d'après quelques auteurs recommandables, ne serait que de la fibrine décolorée et altérée. »

A peu près inconnues des anciens, et vaguement indiquées par les écrivains du siècle dernier, elles n'ont été réellement étudiées qu'à une époque assez rapprochée de nous. *Corvisart*, le premier, en a décrit les principaux caractères ; mais depuis lui, elles ont été fréquemment observées, et les descriptions faites par *Laennec* d'abord, et par M. le professeur *Andral* ensuite, sont, sans contredit, l'expression la plus vraie de ces produits pathologiques sur la nature desquels règne encore, selon nous, l'obscurité la plus profonde.

Ainsi, *Corvisart* regardait les premiers de ces produits, ceux sur lesquels nous venons de nouveau rappeler l'attention des anatomo-pathologistes, comme symptomatiques d'une syphilis ; *Laënnec*, lui qui repoussait cette idée, n'y voyait que des précipitations de la fibrine du sang qui se coagulerait pour s'organiser ensuite ; et, de nos jours, M. le professeur *Andral*, dont les idées à ce sujet se rapprochent de celles du savant et regrettable praticien que nous venons de citer, les faits également provenir des concrétions sanguines qui se forment du vivant des individus dans les cavités du cœur, et, pour lui, l'adhérence intime qui en est la conséquence, « ne serait que le résultat de cette loi générale en vertu de laquelle deux parties vivantes ne peuvent être admises en contact sans que l'une ne vienne à s'unir à l'autre, en vertu d'un procédé qui rappelle celui de la greffe végétale. »

Keysig, Bertin et **M.** le professeur *Bouillard* les attribuent, eux, à l'inflammation; d'autres font jouer le principal rôle à la fibrine, qui, dans le cas qui nous occupe, aurait le privilége de s'organiser et de vivre comme le ferait un tissu nouveau, et de là la formation des végétations verruqueuses; mais quoique fortement soutenue, cette opinion ne nous paraît pas, quant à nous, devoir mériter plus de créance que celles des observations distinguées que nous venons de reproduire.

Est-il rationnel, physiologique d'admettre, en effet, nous le demandons, que les caillots sanguins proprement dits soient le point de départ de ces masses polypeuses à tissu érectile, sans analogue dans la structure normale du corps humain, qui se développent, ici dans l'utérus, là dans les fosses nasales, et, dans quelques rares circonstances dans les cavités de l'organe central de la circulation sanguine ? Est-il rationnel de ramener sous les mêmes lois de composition et de structure des produits aussi disparates que le sont les concrétions sanguines ou caillots et les végétations ? C'est ce que nous ne pensons pas, ce que sont loin de démontrer l'observation, le scalpel et le microscope, et ce que nous nous efforcerons de prouver dans le courant de ce travail.

Il y a conséquemment lieu d'être étonné de voir, suivant nous, dans l'état actuel de nos connaissances en chimie et en anatomie pathologique, la dénomination de concrétion conservée, ou mieux donnée aux productions qui adhèrent aux parties vivantes, ou auxquelles on a reconnu une organisation; exemple : les excroissances charnues qu'on rencontre dans les cavités du cœur. Si tant on veut, et puisque dans bien des cas il ne nous est pas permis de dénaturer le langage de la science que nous avons reçue de nos pères dans l'art de guérir les maladies, comme un legs que nous devons transmettre intact aux générations futures , conservons ce nom de concrétions aux corps étrangers et solides que les ouvertures cadavériques nous dévoilent, le plus souvent à notre insu , dans l'épaisseur des tissus après certaines inflammations chroniques, ou qui se forment dans certaines cavités articulaires et dans les réservoirs des fluides excrémentitiels; exemple : les calculs, les dépôts de phosphate calcaire , voire même les amas plus ou moins considérables de fibrine et de sang caillé séparé de son sérum; il n'y aura là rien qui ne soit admissible, puisque « les concrétions (*concrementœ*) sont essentiellement inorganiques , et puisqu'elles consistent dans la superposition de matières hétérogènes en une masse plus ou moins compacte et volumineuse; mais ce qui ne le serait pas, c'est si on persistait à le conserver aux polypes et aux excroissances charnues, quelles que soient la disposition et la forme qu'elles affectent. »

Toutefois, de cette conséquence découle une métamorphose qu'il est impossible d'expliquer *à priori*, et qui répand un peu de confusion dans le groupe des productions anormales que nous venons de dire être inorganiques et essentiellement privées de vie. Ainsi, il est une espèce de caillots sanguins qui se forme, d'après les plus grandes probabilités, pendant la vie des sujets, qui quelquefois, mais dans de très rares circonstances, paraît adhérer à la substance même du cœur, à laquelle elle semble avoir emprunté les éléments qui lui sont nécessaires pour vivre et s'accroître, et à laquelle des prati-

ciens justement écoutés revendiquent une organisation
en bonnes formes, lorsqu'elle n'est regardée par d'autres que comme un composé « de lanières fibrineuses
résultant de la stase du sang dans les cavités où ce liquide
se trouve. « Nous répondrons à cela , avec M. le professeur *Andral*, que s'il est patent, avéré qu'il y ait vie
propre, organisation palpable et telle, que le scalpel l'ait
mise hors de doute, nous ne la comprendrons pas dans
la catégorie des caillots et des concrétions; ainsi, loin
d'admettre comme exceptionnelles ces masses fibrineuses
dures, consistantes et plastiques qu'on rencontre si souvent dans le ventricule droit du cœur et dans l'oreillette
du même côté, à l'autopsie des individus qui ont succombé
à une violente inflammation des méninges ou à des obs-
tacles en quelque sorte subits et imprévus au cours du
sang , et auxquelles masses on a cru reconnaître , dans
plusieurs circonstances, une organisation, nous ne les
considérons que comme faisant partie de la section des
caillots ou des concrétions ; car, s'il est vrai d'avancer
qu'elles ont ordinairement un volume et une cohésion
rares, nous croyons qu'il l'est encore davantage de dire
qu'il a toujours été impossible d'y voir, nous ne dirons pas à l'œil nu , mais avec le secours des meilleurs
microscopes, la plus légère trace de vascularité.

Toutes ces productions pathologiques ne peuvent et ne
doivent être considérées , d'après cela , que comme une
matière morte, inorganique et comme étant le résultat
tout mécanique de la stase du sang. Par le seul fait de
leur formation et de leur présence, elles donnent naissance à un obstacle tellement puissant, que la circulation
sanguine se trouve ralentie ou enrayée; elles y détermi-

nent ce que nous sommes convenus d'appeler concrétions
ou caillots ; mais, avancer qu'elles sont le noyau déter-
minant des excroissances vraiment charnues, assez consistantes pour crier sous le tranchant d'un scalpel, et
assez adhérentes aux parties sous-jacentes pour ne céder
qu'à l'incision, comme nous en trouvons un exemple
dans les polypes et dans les végétations porracées, est,
ce nous semble, avancer une assertion, sinon erronée,
au moins plus qu'hypothétique ; car comment s'effectue-
rait cette métamorphose, à l'aide de quelles lois, par
suite de quel concours de circonstances ? c'est ce que ne
sauraient nous apprendre l'observation la plus soutenue
les dissections les plus savantes, les meilleurs instru-
ments d'optique et les préceptes physiologiques les mieux
élaborés.

Imbu que nous sommes, quant à nous, qu'elles sont
le résultat d'une sorte d'exubérance morbide, d'un travail particulier inexplicable jusqu'à présent, et auquel
n'ont aucune part l'inflammation des parties sur lesquelles
se manifestent ces productions, ainsi que la prétendue
organisation des dépôts de fibrine ; qu'un agent inconnu,
agent viciateur, une fois introduite dans le torrent circu-
latoire, peut donner naissance à de tels phénomènes, et
qu'entre autres, le virus syphilitique peut et doit être la
cause initiale du développement des excroissances valvulaires qui font le sujet de ce travail, nous dirons
plus : il est dans nos croyances que c'est à lui seul qu'on
devrait attribuer tout l'honneur dans la production de
ces végétations, qui, comme l'ont énoncé la plupart des
anatomo-pathologistes, ont une ressemblance parfaite de
forme et de structure avec les *crêtes de coq et les choux-fleurs*

vénériens; tel était du reste l'opinion de *Corvisart* et de *Senac;* et si nous venons soulever une telle question, ce n'est pas dans le but de la résoudre *à priori*, mais bien pour susciter de nouvelles recherches sur ce sujet important, et pour donner de la publicité à celles qui nous sont personnelles.

OBSERVATIONS I et II. — Vers la fin de l'année 1834, nous assistâmes à deux autopsies qui eurent lieu à l'hôpital militaire de Bordeaux, l'une dans le mois de septembre et l'autre en décembre, et dans lesquelles le cœur, outre son état considérable d'hypertrophie, avait le bord libre de trois valvules semi-lunaires de l'aorte surmonté d'excroissances dures et charnues, dont la parfaite analogie avec les végétations qui se forment, à la suite d'un coït impur, sur le gland, à l'intérieur du prépuce et des petites lèvres, nous frappat au point d'en rechercher de pareils exemples dans les auteurs qui avaient écrit sur les maladies du grand appareil de la circulation sanguine. L'un de ces malades, mort de tuberculisation pulmonaire, était entré, huit mois avant cette époque, dans le service des vénériens, pour des chancres au pourtour du gland. Il nous fut tout-à-fait impossible d'avoir des renseignements sur les antécédants de l'autre; mais il n'en avait pas moins des végétations valvulaires, et elles étaient en tout point semblables à celles que nous trouvâmes à l'autopsie du premier.

Malgré l'attention que nous apportâmes aux ouvertures cadavériques que nous fîmes par la suite, ces lésions ne se montraient plus à notre observation; nous désespérions même de les trouver plus tard, quand un infirmier du même établissement, mort de maladie organique du cœur, vint nous en offrir le plus bel exemple que nous ayons vu depuis.

OBS. III. — Cet homme, âgé de vingt trois ans, d'une constitution forte et robuste, avait éprouvé à l'âge de dix-huit ans des douleurs rhumatismales qui lui firent faire un long séjour dans un hôpital civil, et dans les premiers jours de février 1834, il contracta une blennorrhagie qui fut guérie avec le poivre cubèbe associé au copahu. Dans le mois d'avril de la même année, dix jours après un coït impur, il se déclara un bubon du côté droit et des chancres à la partie interne et au pourtour du prépuce ; deux mois furent nécessaires pour en obtenir la guérison ; mais il retomba malade le 22 du mois d'octobre, et, cette fois, ce fut une pleuro-pneumonie gauche avec une hypertrophie naissante du cœur qui le firent entrer à l'hôpital. Il en sortit pour aller en congé de convalescence le trente-septième jour, et resta à peu près un mois et demi dans sa famille, mais il rentra pour ne plus en sortir, et cette fois, le diagnostic porté par M. le docteur Lavallée, médecin en chef, fut une hypertrophie du cœur avec obstacle mécanique à la circulation, et catarrhe pulmonaire.

Comme on le pense, la médication que ce praticien mit en usage fut aussi énergique qu'elle fut rationnelle, mais elle ne produisit aucun amendement dans les symptômes ; le malade arriva graduellement à cet état d'anxiété extrême qui prélude ordinairement à une asphyxie imminente ; on le plaça vainement en face d'une croisée ouverte, pour qu'il pût aspirer l'air qu'il demandait avec les signes du plus violent désespoir, et il mourut dans la nuit du douzième jour.

A l'autopsie, qui eut lieu trente heures après la mort, nous trouvâmes le cœur doublé de volume et d'une mollesse extrême, ayant un aspect lardacé et neuf ulcérations, dont quatre en pleine suppuration, ayant 2 centimètres environ de profondeur, pénétrant conséquemment dans le tissu charnu de l'organe, taillées à pic comme le sont les ulcérations syphilitiques, et occupant plutôt le côté droit que le côté gauche, reportèrent immédiatement notre pensée aux cas de végétations que nous avions observés l'année avant. Un assez grand nombre d'autres ulcérations tout-à-fait superficielles, à très-petit diamètre, blafardes et comme privées de vie, occupaient la presque totalité de la circonférence extérieure du cœur : on eût dit des plaies aphteuses, en tout point semblables à celles qui se développent sur la membrane muqueuse de la cavité buccale et sur celle du tube digestif, et avec l'état considérable d'hypertrophie dont nous venons de parler, l'organe était évidemment rempli de nombreux caillots.

Dans ces conditions, il nous donne le poids énorme de 911 grammes ; une fois ouvert et séparé des masses de fibrine et de sang caillé qui étaient emprisonnées dans les ventricules, il n'en pesa plus que 522 ; mais toute la substance charnue avait un épaississement anormal, et toutes les cavités ventriculaires, notamment la droite, étaient dilatées outre mesure.

L'orifice auriculo-ventriculaire gauche était rétréci, comme chagriné, dur, mais non cartilagineux ; les valvules mitrales et semi-lunaires étaient le siége de neuf végétations charnues, pédiculées, dures, résistantes et évidemment organisées ; elles étaient frangées

à leur limbe et d'une coloration rosée, ayant, jusqu'à
un certain point, l'aspect mamelonné qu'on trouve à
l'éminence qui orne la tête des coqs. Leur circonstance
se rapprochait de celle des condylômes, et elles avaient
l'analogie la plus frappante avec les excraissances qui
sont produites par une infection syphilitique. C'est
en vain que nous cherchâmes ces productions sur les
valvules de l'orifice auriculo-ventriculaire droit; nous ne
pûmes y trouver la plus légère saillie, et, sauf un épaississement assez marqué des parties environnantes, il
nous parut être dans les conditions physiologiques,
ainsi que les sigmoïde de l'artère pulmonaire. Quant aux
autres points, il ne nous offrirent rien de particulier;
seulement il est une circonstance que nous avons omis
de faire connaître, en mentionnant les masses fibrineuses
qui occupaient la presque totalité des ventricules: c'est
qu'elles affectaient la forme digitée que nous leur voyons
si souvent, et que leurs apendices étaient logés dans les
cavités cylindriques des artères et des veines; phénomène
assez commun du reste dans le cas de mort violente.

Quant à la cavité thoracique, elle contenait une quantité de sérosité citrine que nous évaluâmes à 1,000 grammes; les poumons, sans être hépatisés, étaient fortement congestionnées; mais rien ne nous parut anormal
dans les autres organes, et il nous fut impossible de
trouver la plus légère trace de lésion syphilitique, soit
aux parties génitales, à l'anus, dans la cavité buccale,
aux paupières et sur quelque partie du corps que ce fut.

OBS. IV. — Bien plus tard, c'était dans les premiers
jours du mois d'avril 1836, un officier, sur la vie
privée duquel nous ne pûmes nous procurer que des

renseignements insignifiants, mais desquels il résulte pour nous qu'il avait souvent été maltraité par le plaisir vénérien, fut porté mort à l'hôpital d'instruction de Lille, pour qu'on pût en faire l'autopsie et pour rechercher la cause qui l'avait pour ainsi dire foudroyé. Pour le chirurgien-major du corps auquel il appartenait, il était affecté d'anévrysme.

Il y avait dix heures que la mort avait eu lieu ; elle avait été instantanée et déterminée par un violent accès de colère ; aussi le facies était il fortement congestionné, et encore sous l'impression pénible que les constractions musculaires lui avaient sans nul doute imprimée.

A l'ouverture du corps, qui eut lieu dans la soirée, toutes les parties extérieures parurent être sous l'influence d'un état emphysémateux ; les poumons furent trouvés gorgés de sang, le péricarde rempli de sérosité sanguinolente, et le cœur, très-volumineux, était couvert par un tissu-graisseux, comme le sont certaines coquilles par leur drap marin. Il présentait à la partie inférieure de la face externe du ventricule gauche une déchirure de 3 centimètres de long sur 1 de large, déchirure qui communiquait et qui avait son analogue à la face interne et au point correspondant du même ventricule ; circonstance qui suffit pour nous expliquer la cessation immédiate de tous les phénomènes vitaux ; mais, outre une altération évidente de la substance propre du cœur, nous trouvâmes le calibre de l'aorte notablement rétréci, et les valvules mitrales et semi-lunaires parsemées de végétations verruqueuses dures, résistantes et adhérant intimement à leur substance, comme celle dont le cœur de l'infirmier nous en avait donné un si remarquable exemple deux années auparavant. Elles étaient, pour la plupart, pédiculées, longues de 2 à 3 lignes et frangées à leur sommet; seulement elles étaient plus mobiles, ce qui s'explique en raison de leur plus grande dimension, et légèrement confluentes.

OBS. V. — Le 13 du mois d'août 1838, vingt mois environ plus tard, nous fûmes appelé pour donner des soins à une dame sur le quai Bourgneuf, à Lyon; nous la trouvâmes dans un état d'anxiété extrême, sous l'influence d'une hydropisie générale, reconnaissant pour cause l'hypertrophie du cœur et une gêne mécanique à la circulation; le pouls était si petit, qu'il fuyait pour ainsi dire sous les doigts, mais vite; et avec cela on eût dit que l'air, ne pouvant plus s'assimiler les élémens de l'hématose, allait se refuser à tout instant à pénétrer dans cette poitrine, qui ne se contractait en quelque sorte plus que d'une manière mécanique.

Comme on le pense, les moyens curatifs que nous employâmes, tels que vésicatoires, scarifications sur les parties les plus œdématiées, frictions avec l'huile de croton et préparations de digitale, servirent de peu; la maladie marcha rapidement vers une terminaison fatale, et Mme G... mourut dans la nuit du 22.

Elle n'avait jamais eu d'affection syphilitique, nous dit le mari, mais elle perdait en blanc depuis plus de six années; elle avait eu des taches hépatiques sur diverses parties du corps, et elle s'était plainte, à plusieurs reprises, de douleurs sourdes dans la matrice.

Quoi qu'il en soit, nous en fîmes l'autopsie, et les lésions qui se présentèrent à notre observation furent si remarquables, que nous croyons devoir les reproduire,

persuadé qu'elles viendront, elles aussi, appuyer le point
de doctrine que nous avons pris à tâche d'élucider.

Avant toutes choses, nous commençâmes par prati-
quer une ponction à la partie postérieure gauche du tho-
rax. Il s'en écoula une assez grande quantité de sérosité
citrine, et lorsque cette cavité fut ouverte, nous trouvâmes de nombreuses adhérences entre la plèvre et les
côtes des deux côtés. Le poumon gauche était ramassé
sur lui-même, dense et sans crépitation ; mais le droit,
crépitant au contraire dans toutes ses parties, n'était que
gorgé de sang, et çà et là piqué de points noirs.

Quant au péricarde, il était libre de toute adhérence ;
il renfermait un peu de sérosité, en tout point semblable
à celle de la cavité thoracique ; mais le cœur, but principal de nos recherches, nous parut énorme, et, pesé
avec les caillots, il nous donna le poids extraordinaire
de 800 grammes. Une fois ouvert et dégagé des masses
de sang caillé et de fibrine, il n'en pesa plus que 517 ;
son diamètre transversal était de 15 centimètres, le vertical de 12, et la totalité de la circonférence en avait 38.

Cet organe était conséquemment dans un état d'hypertrophie manifeste ; mais cette hypertrophie se décéla
d'une manière beaucoup plus tranchée après l'ouverture
des ventricules. Le droit avait une dilatation anormale ;
les lames de la valvule tricuspide étaient triplées de
volume, ridées et parsemées de nombreuses granulations
vésiculaires, qui se laissèrent facilement écraser sous la
simple pression d'un manche de scalpel. L'orifice auriculo-ventriculaire gauche était rétréci et cartilagineux ;
les valvules semi-lunaires de l'aorte supportaient onze
végétations verruqueuses, cinq sur les bords libres et

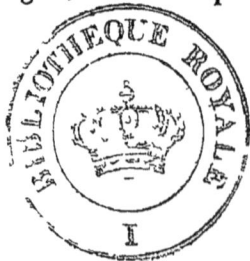

2

six vers le centre, toujours dures, essentiellement charnues et résistantes; nous leur trouvâmes la plus grande
analogie avec les choux-fleurs vénériens, et, comme ces
derniers, elle criait sous le tranchant de ciseaux. Il
nous fut impossible d'en trouver la plus petite trace ail-
leurs; nos recherches à cet égard furent vaines.

Obs. VI. — Le nommé Augier, âgée de 23 ans, fu-
sillier au 7ᵉ régiment de ligne, entra à l'hôpital militaire
de Lyon le 12 février 1844; il avait de nombreux abcès
froids aux jambes, aux cuisses et le long de la colonne
vertébrale, et il fut placé dans une des salles du service
des blessés. Des soins habilement donnés par le chirur-
gien principal et en chef Delocre, amendèrent l'abon-
dance de la suppuration et réparèrent promptement cette
constitution, que le vice scrofuleux et des souffrances
excessives avaient délabrée; mais le trente-deuxième
jour de séjour à l'établissement, des symptômes d'en-
docardite vinrent intervertir le bien-être dans lequel
commençait à se trouver le malade, et on dut recourir,
malgré son grand état de faiblesse, aux anti-phlogistiques
puissants.

Pendant le temps que nécessita cette médication,
quoique les pansements des plaies et des abcès se fît avec
la plus grande régularité et avec le plus grand soin, ces
derniers se multiplièrent à l'infini; plusieurs escarres se
formèrent sur plusieurs partie du corps, notamment au
sacrum, et le malade arriva insensiblement au marasme
le plus avancé, A dater du 10 avril, il resta dans la plus
grande immobilité; il était toujours couché sur le côté
droit, ne parlait presque pas et n'accusait aucune douleur
locale, quoique son facies portât l'expression de l'anxiété

la plus vive , et il mourut le 18, soixante-six jours après son entrée.

A l'autopsie, qui fut faite vingt-huit heures après, les poumons furent trouvés crépitants ; seulement, au fur et à mesure qu'on les incisait, il s'en écoulait un liquide sanguinolent et écumeux ; le péricarde avait contracté de légères adhérences avec la face postérieure du corps de l'organe qu'il renferme ; il contenait une petite quantité de sérosité , et le cœur, beaucoup plus volumineux qu'il ne l'est dans l'état physiologique, était graisseux, flasque, blafard et parsemé de nombreuses ulcérations taillées à pic, s'enfonçant profondément dans le parenchyme et gé-néralement en suppuration. La perte de substance, plus étendue en largeur qu'en profondeur , existait sans que le tissu de l'organe présentât la moindre trace d'ulcéra-tion autour d'elle ; ces petites plaies , qu'on aurait dit de prime abord avoir été le résultat d'un emporte-pièce, et auxquelles les personnes présentes à l'autopsie trou-vèrent la plus grande ressemblance avec les ulcérations syphylitiques , étaient comme creusées dans la chair , à bords durs et à surface grisâtre ; et, mesurées avec le plus grand soin , elles donnèrent pour la plupart 1 cen-timètre et 1 centimètre et demi de circonférence et 2 et 3 milimètres de profondeur. En outre , il existait cà et là d'innombrables petites taches blanchâtres qui laissaient échapper une sérosité roussâtre, et qui n'étaient évidem-ment que l'état primitif, le début, le principe des ulcéra-tions. Le ventricule droit présenta la même lésion pa-thologique ; seulement les ulcérations étaient plus superficielles, et elles se faisaient principalement remar-quer sur les valvules. On en compta sept , toutes parfai-

tement analogues à celles de la surface extérieure ; le
ventricule gauche en offrit seulement deux, mais elles
s'étendaient plus avant dans la couche musculaire sous-
jacente. De plus, l'orifice auriculo-ventriculaire droit était
rétréci, et six végétations porracées, en tout point semblables à celles que nous avons mentionnées, existaient
sur ce bord libre des valvules semi-lunaires; mais il ne
fut trouvé nulle part de lésion syphilitique.

Ce militaire n'étant pas mort dans nos salles, nous ne
possédions aucun renseignement sur ses antécédents ;
mais le régiment duquel il faisait partie se trouvait encore à Lyon, et, grâce à l'empressement que mit l'un de
ses aides-majors, M. le docteur Barudel, dans les recherches que nous le priâmes d'avoir l'obligeance de faire,
nous apprîmes qu'Augier était au service depuis cinq
ans et qu'il était entré trois fois dans les hôpitaux, la
première pour un rhumatisme articulaire, la deuxième
pour un bubon et un chancre, ce dont nous acquîmes la
certitude en compulsant les registres de M. le docteur
Poullain, chirurgien-major, traitant spécialement les vénériens de l'hôpital; et la troisième pour une affection
organique du cœur, qui le fit envoyer en congé de convalescence. Il est, d'après cela, notoire qu'il avait eu une
maladie vénérienne, considération capitale, la seule même
qui puisse être de quelque poids pour le sujet qui nous
occupe.

Obs. VII. — Bordeu était le nom du malade qui va
faire le sujet de ce qui va suivre. Il était également militaire ; il était dans sa vingt-troisième année, sous les dra-
peaux depuis vingt mois, et sa constitution était forte et
robuste. Avant l'arrivée de son régiment à Lyon, il n'é-

tait entré qu'une fois dans les hôpitaux, pour des douleurs rhumatismales, qui, d'après ce qu'il nous apprit, n'altérèrent en rien sa santé ; mais dans les premiers jours de septembre 1843, il contracta une blennorrhagie, qui fut guérie avec le copahu ; en décembre de la même année, après un refroidissement subit, se déclara une toux opiniâtre avec enrouement et enflure des extrémités ; transporté à l'hôpital, il y fut traité pour une affection organique du cœur avec obstacle à la circulation sanguine, et il n'en sortit qu'à la fin de janvier 1844, non pour reprendre son service, mais pour aller respirer l'air natal et y jouir d'un long congé de convalescence.

Trois mois s'étaient à peine écoulés, que la maladie reparut avec une symptomatologie inaccoutumée ; cette fois, il fut placée au n° 50 de la salle 14, qui faisait partie de notre division, et à notre contre-visite, qui eut lieu à deux heures et demie, nous le trouvâmes presque assis dans son lit et présentant l'état suivant :

Le visage, profondément altéré, était bouffi, la respiration haute et pénible ; il toussait de temps à autre et expectorait une matière pituiteuse et abondante. Les mains, les jambes et les pieds, surtout les malléoles, étaient œdématiés et infiltrés ; le pouls, qui avait de la fréquence, était dur, inégal et irrégulier ; la percussion donna une matité de beaucoup plus étendue qu'elle ne l'est dans l'état physiologique, dans tous le côté gauche de la poitrine ; elle était plus prononcée dans le triangle qui se trouve compris entre le mamelon, la partie moyenne du sternum et le bord libres des fausses côtes, et, sans accuser précisément de la douleur à la région précordiale, le malade y portait involontairement les

mains, comme s'il avait voulu appeler toute notre attention de ce côté. Nous y sentîmes des mouvements tumultueux et irréguliers ; l'application de l'oreille ne tarda
pas à nous convaincre que le timbre des battements du
cœur avait notablement diminué ; ils étaient plus sourds,
plus obscurs et plus tumultueux qu'à l'état normal, et
un bruit de soufflet légèrement râpeux suivait immédiatement la première impression et ne s'éteignait qu'à
la seconde.

A peu près convaincu, d'après cette symptomatologie,
que Bordeu avait une hypertrophie du cœur avec une
maladie des orifices et des valvules de cet organe, nous
mîmes tout en œuvre pour degorger le système circula-
toire. Sous l'influence de cette méthode, qui consista en
de fortes émissions sanguines générales et locales, les
symptômes de suffocation s'amendèrent. A la visite du
lendemain matin, le malade n'accusait plus que des palpi-
tations, une certaine gêne à l'épigastre et une dispnée
qui lui était, disait-il, habituelle. Cependant nous le trouvâmes toujours assis, toussant par saccades et à des in-
tervalles assez rapprochés ; les crachats de la nuit étaient
rouillés, ils contenaient même quelque peu de sang liquide légèrement écumeux, dont nous nous expliquâmes
la présence par les modifications profondes qu'avait dû
nécessairement subir la fonction respiratoire par suite
de trouble survenu dans la circulation pulmonaire, et
l'état des pulsations artérielles ainsi que les battements
du cœur n'offraient pas de différence sensible d'avec ceux
de la veille. Nous nous bornâmes conséquemment ce jour-
là et le lendemain à l'usage des boissons diurétiques, et
en même temps nous prescrivîmes diverses prépara-

tions de digitale, voulant, par ce moyen, ralentir les battements du cœur et diminuer la gravité des accidents. Toutefois, au sixième jour, craignant que l'état de pléthore du sujet et sa constitution forte ne fournissent des éléments à l'irritation chronique de la membrane interne du cœur, nous réitérâmes l'ouverture de la veine. Soit que la maladie eût fait des progrès ou que l'organisme se fût habitué à ces soustractions de sang, Bordeu ne put trouver par la suite la rémission de la dyspnée et des autres troubles qu'à la condition de perdre une plus ou moins grande quantité de ce fluide ; cette rémission ne fut même que de courte durée, et, arrivé au douzième jour du traitement, la respiration devint tout-à-coup haute et anxieuse, et le bruit de soufflet, de plus en plus râpeux, remplaça la deuxième impulsion du cœur ; il avait son maximum d'intensité à la partie moyenne et gauche du sternum, entre la troisième et la quatrième côte. La peau du visage se revêtit d'une coloration livide et violacée, l'œdème devint général, les battements du cœur se voilèrent, les pulsations artérielles devinrent d'une petitesse et d'une fréquence remarquable, et les mouvements respiratoires étaient si rapprochés, qu'on eût dit à tout instant que le malade allait périr suffoqué. Toutefois, une application de vingt sangsues sur la région même du cœur enraya pour quelques instants cette symptomatologie alarmante ; mais le seizième jour, le besoin extrême que le malade éprouva de respirer annonça la vive réaction à laquelle le cerveau était en proie ; malgré les frictions avec l'huile de croton qui nous avaient réussi dans des cas désespérés et parfaitement analogues, les scarifications et les vésicatoires, desquels nous avons également eu à nous louer, le malade tomba dans le callapsus, et un état subapoplectique mit fin à ses jours le 22 avril 1844, dix-sept jours après son entrée dans notre service.

Le lendemain 23, nous en fîmes l'autopsie, assisté de M. le docteur Bonnaric, et en présence de MM. les sous aides et élèves de l'hôpital.

Le cadavre était généralement infiltré; il avait la bouche remplie d'écume et le visage complètement cyanosé. nous trouvâmes un peu de sérosité épanchée dans les cavités de la poitrine; les poumons nous parurent à peu près sains; mais le péricarde contenait un peu d'eau, et le cœur, fortement distendu, nous parut avoir un volume énorme. Pesé avec le plus grand soin, il nous donna 726 grammes; il n'en pesa plus que 467 lorsque nous l'eûmes séparé de caillots de fibrine et de sang coagulé qu'il emprisonnait, et, avec un épaississement marqué de toute la substance charnue, son diamètre était de 14 centimètres, le vertical de 10 et quelques fractions, et il en avait 34 dans toute sa circonférence. Les cavités ventriculaires étaient en outre beaucoup plus dilatées qu'elles le sont dans la très grande majorité des cas; cette dilatation s'étendait même jusqu'aux oreillettes, et l'orifice auriculo-ventriculaire gauche nous parut notablement rétréci, dur et presque cartilagineux; modifications pathologiques que nous ne rencontrâmes pas dans le droit. L'extrémité du doigt auriculaire pouvait à peine y pénétrer, et la partie de la valvule mitrale qui s'adapte à l'orifice de l'aorte, et sur laquelle nous trouvâmes huit végétations verruqueuses comme implantées dans son tissu, ne s'y appliquait que d'une manière très irrégulière. Un nombre déterminé de ces mêmes productions existait sur tout les points des valvules semi-lunaires, sur celles de l'orifice auriculaire droit surtout, où elles faisaient en quelque sorte l'office de soupape, suivant que nous emplissions ou que nous en désemplissions le ventricule d'eau, ainsi que sur les sigmoïdes de l'artère pulmonaire; mais différant un peu de celles qui font le sujet des précédentes observations, elles formaient de toutes petites tumeurs allongées, plutôt coniques que fusiformes, ayant de 2 à 3 lignes de longueur, ressemblant toujours du reste à des crêtes de coq, à des excroissances vénériennes. Celles qui étaient fixées sur le bord libre des valvules opposaient un tel spectacle au libre passage de l'eau, que celle-ci restait emprisonnée dans le ventricule, leur tissu, à toutes, était d'un rouge pâle, dur et résistant au tranchant d'un scalpel, et, comme sur celles dont nous avons parlé, nous y trouvâmes une analogie frappante avec les végétations qui sont symptomatiques d'une infection syphilitique. Disséquées du reste avec le plus grand soin, nous leur trouvâmes une structure polypeuse à fibres intriquées, ayant des traces évidentes d'organisation, et, comme nous venons de le dire, leur adhérence aux parties sous-jacentes était telle, que nous ne pûmes les en séparer qu'en les excisant.

Pour ce qui est des gros vaisseaux, il ne nous offrirent rien de particulier, et il nous fut impossible de trouver la plus légère trace de dégénérescence et de lésion pathologiques dans les autres tissus ainsi que dans les autres organes. Il en fut de même des parties de la génération, que nous examinâmes avec le plus grand soin; elles étaient saines, et les recherches les plus mi-

nuticuses ne purent nous faire découvrir, soit dans la
cavité buccale, soit dans les fosses orales, soit aux yeux,
à l'anus et sur quelque partie du corps que ce fût, le
plus léger indice de l'existence antérieure d'une affection
vénérienne.

Rappelons cependant que le malade qui fait le sujet de
cette intéressante observation avait eu une blennorrhagie, et que ces sortes d'excroissance, qui étaient longues
et comme greffées sur le bord libre des valvules, avaient
l'analogie la plus parfaite de forme et de structure avec
les poireaux vénériens qui se manifestent sur les organes
génitaux après un coït impur.

OBS. VIII.—Le nommé Masson, entré le 12 août 1845,
pour une dyssenterie des plus intenses, mourut le 22 du
même mois.

A l'autopsie, nous trouvâmes les désordres anato-
miques localisés dans le gros intestin de la valvule iléo-
cœcale, établissant ainsi une ligne de démarcation entre
les parties saines et les parties malades; mais, circonstance curieuse, le cœur, que nous explorâmes par le plus
grand hasard, avait les valvules mitrales et semi-lunaires
de l'aorte parsemées de végétation verruqueuses ! Comme
on le pense, nous nous empressâmes de vérifier les parties
génitales, et nous trouvâmes à l'aine droite la cicatrice
d'un bubon..... Une heure après, nous lisions, dans le
registre de M. le docteur Poullain, que « Masson avait
séjourné dans son service de vénériens pendant six se-
maines, et qu'il y avait été traité effectivement pour un
bubon et un chancre. »

Que conclure de ces faits? C'est que ce point de pathologie, qu'on avait cru jugé en dernier ressort depuis

les travaux qui ont immédiatement suivi les belles recherches de *Corvisart*, est loin de pouvoir être résolu comme l'on fait les anatomo-pathologistes modernes ; et que l'assertion de l'immortel praticien qui était le médecin de Napoléon Bonaparte, que « la nature de ces végétations pourrait être syphilitique, » est une vérité qu'on devrait substituer à l'hypothèse.

Quoi qu'il advienne d'une telle proposition, reprenons un à un les points des observations que nous venons d'esquisser, et qui peuvent plaider chaleureusement en faveur de cette thèse.

Et d'abord, que dire des nombreuses ulcérations qui existaient sur la presque totalité de la surface extérieure du cœur des sujets des observations troisième et sixième, qui avait tant de ressemblance avec les chancres, et qui, comme eux, n'avaient aucune trace d'altération autour d'elles? Bien plus, les bords de ces petites plaies étaient taillés à pic, comme le sont ceux des chancres ; et le tissu charnu qui leur était immédiatement contigu, était plus dur et plus consistant que celui des autres parties du cœur !....

Les faits de ce genre sont rares; le plus remarquable est, sans contredit, celui dont l'observation se trouve consignée dans les mémoires de la Société royale de médecine, année 1775, et qui a trait à une fille de vingt-deux ans, qui mourut après avoir présenté les symptômes les plus graves de la syphilis constitutionnelle, et sur la surface extérieure du cœur de laquelle l'autopsie fit découvrir d'énormes ulcérations, qui s'étendaient bien avant dans le parenchyme de l'organe. *Olaus Borrichius*, *Payer* et *Graetz* en rapportent six exemples, qui peuvent être placés à côté de celui là, tant sous le rapport de la lésion que sous celui de la symptomatologie ; mais ceux signalés par MM. *Rostan, Scoutetten, Blaud, Bertin, Bouilland* et *Hope*, et bien avant eux, par *Morgagni, Sénac* et *Laënnec,* ont coïncidé avec un ramollissement général ou partiel, et plus souvent avec la rupture de l'organe ; d'où nous pouvons conclure que les causes diffèrent essentiellement, et qu'ici elles étaient totalement étrangères au virus syphilitique.

Pareille chose a lieu pour les végétations ; elles se développent de préférence, dans les cas qui nous occupent, sur les valvules et, dans quelques rares circonstances, sur les parois des cavités du cœur ; mais elles n'ont jamais coïncidé, du moins que nous sachions, avec la désorganisation totale ou partielle de l'organe central de la circulation sanguine, et les parties qui avoisinent ces excroissances ont été trouvées jusqu'à présent dans toutes les conditions physiologiques, comme le sont, du reste, celles sur lesquelles sont implantés les poireaux et les choux-fleurs, auxquels personne ne conteste une nature syphilitique.

Car, si ce virus, dont la présence se décèle après un temps souvent très-long, ici par une ophtalmie et là par des douleurs qui ont pour siége le tissu même des os, pourquoi ne pas admettre que ses effets se font également sentir, ou qu'ils peuvent se faire également sentir sur des parties profondément situées et tout-à-fait hors de nos atteintes, sur le cœur, par exemple, qui doit, de toute nécessité, se trouver influencé par le liquide qui l'imprègne et qui le traverse ? Cette opinion a été et sera encore, nous n'en doutons pas, le sujet de nombreuses

controverses ; cependant le vice scrofuleux et le vice can-
céreux, voire même le vice scorbutique, portent quelquefois leur action délétère sur le même organe ; des
praticiens, justement recommandables et qui font auto-
rité, y ont constaté des tumeurs tuberculeuses ; le cancer
y a été pareillement trouvé ; et, d'après *Chicoyneau,*
dans la peste qu'il a eu occasion d'observer, « le cœur
était distendu par une énorme quantité de sang noir pu-
tréfié, et il était dans un tel état de ramollissement, que
sa rupture détermina plusieurs fois la mort. » Comment
nous refuser, d'après cela, nous le demandons, à admettre
les effets du virus syphilitique dans les cas de végétations
cardiaques, lorsque le vice scrofuleux, que nous prenons
entre tous les autres, porte son action désorganisatrice
sur le même appareil ? Ce qu'il y a de démontré pour tout
le monde, c'est que les excroissances charnues dont nous
parlerons ont une analogie de forme, de couleur, de
volume et de structure avec celles qui sont symptomatiques d'une infection syphilitique et qui sont comme
greffées sur le gland, l'anus et les nymphes, et que ce
n'est que par analogie qu'on a admis les dégénérescences
scrofuleuse, cancéreuse et scorbutique du cœur. Car la
loi de ces dernières transformations où est-elle ? nulle
part ; c'est une simple possibilité, une vérité substituée
à l'hypothèse. Or, nous le répétons, puisque l'induction
seule en a fait admettre l'existence, ne serait-il pas aussi
rationnel de conclure, et cela par l'enchaînement des
mêmes lois qui ont présidé au développement des vices
scrofuleux, etc., etc., à la nature syphilitique des végétations valvulaires ? Nous savons qu'un esprit sage ne
devrait résoudre par l'affirmative des questions d'une si

haute importance que lorsque l'expérience, une masse
imposante de faits, les divers procédés analytiques et le
raisonnement, ce puissant levier de l'esprit humain, les
ont cent fois confirmées; ce n'est qu'une question d'observation; mais cette observation, pour conclure d'une
manière sérieuse, a besoin, toutefois, d'être faite dans
un esprit moins systématique que celui qui y a présidé il
y a vingt-cinq ans. Néanmoins, nous redirons jusqu'à
satiété que, puisqu'il est admis que les vices scrofuleux
et scorbutique portent leur influence maladive sur les
appareils les plus profondément placés, et entre autres
sur le cœur, nous devons admettre le transport du virus
syphilitique dans le même organe, comme nous pensons
que cela peut également avoir lieu pour les virus vario-
lique et rabique.

Ces faits et ces réflexions méritent certainement l'attention des pathologistes; et puisque rien *à priori* ne
peut faire rejeter l'hypothèse de la nature syphilitique
des végétations qui ont fait le sujet de ce mémoire,
maintenant que les conquêtes de l'anatomie pathologique
sont faites, on devrait revenir à l'esprit de la médecine,
à cet esprit qui consiste dans la connaissance des causes
internes étudiées dans leur existence et leurs lois générales; dans leur histoire spécifique particulière, dans
les modificateurs qui en déterminent ou en excitent la
manifestation, dans ceux qui l'apaisent, la transforment,
l'épuisent ou la neutralisent, et enfin dans ceux qui
peuvent en prévenir l'explosion. L'étiologie ne prendrait
pas la place de la pathologie, comme cela a presque toujours lieu; celle-ci ne serait plus de la physique animale
ou de la chimie organique : il y aurait de véritables

classes, de véritables genres et de véritables espèces de
maladies, témoin la syphilis dont il est question, et on
rentrerait dans la médecine, la nosologie étant éclairée
par une pathologie fondée sur le vitalisme, n'étant plus
empirique. Car, sans principes intrinsèques, elle ne sau-
rait pousser à des investigations médicales sérieuses ; elle
ne contient et ne peut contenir que des formes, véritable
musée de tous les objets que recueillent les médecins,
un peu trop réduits, de nos jours, au rôle de simples
naturalistes.

La syphilis, ainsi que beaucoup d'autres maladies,
est une force morbide spécifique représentée par des
effets ou des produits correspondants. Mais qui a fixé et
déterminé le nombre, le siége et les propriétés infiniment
variées de ces produits? L'expérience, dira-t-on. Mais
sur quoi l'expérience s'est-elle appuyée pour admettre
au rang des productions syphilitiques ou pour en exclure
telle ou telle lésion ? Sur la fréquence des coïncidences de
cette même lésion avec l'existence de la syphilis, répon-
dra-t-on encore. Mais qui a transformé le fait de cette
même coïncidence en un rapport de nature, en une
théorie pathologique?... Qu'on en convienne ou non,
c'est l'idée d'une maladie constitutionnelle, ou de la présence d'un virus générateur doué de la funeste propriété
de s'assimiler l'organisme. Il faut donc partir de l'idée
que la syphilis est, non un groupe de formes pathologiques, mais une force dont rien ne peut, d'une manière
absolue, limiter les propriétés génératrices, et qui, avec
une intensité, une fréquence, et des élections de siége
et de formes infinies dans leur unité spécifique, peut se
mettre en rapport avec tous les tissus de l'économie et
les modifier tous à sa manière.

Ces vérités une fois bien démontrées , qui sait si on ne pourra pas guérir certaines affections organiques du cœur par les traitements spécifiques de la syphilis?..... cet espoir seul n'est-il pas suffisant pour enflammer le zèle des observateurs ?....

Nous livrons ce travail à la sagacité et à l'impartialité des hommes spéciaux qui ont qualité pour résoudre définitivement cette grave question ; car, en recueillant les faits qui en font la substance , nous ne nous sommes proposé qu'un seul but , celui de dissiper les épaisses ténèbres qui pèsent sur ce point encore obscur de pathogénie.

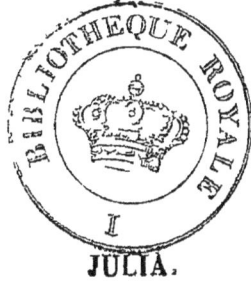